AF363559

OBSERVATIONS

TÉRATOLOGIQUES

PAR

LÉON MOULÉ

Médecin-vétérinaire.

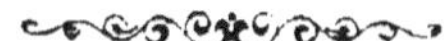

VITRY-LE-FRANÇOIS

Typographie PESSEZ et Cᵉ, rue Dominé de Verzet, 13

—

1879

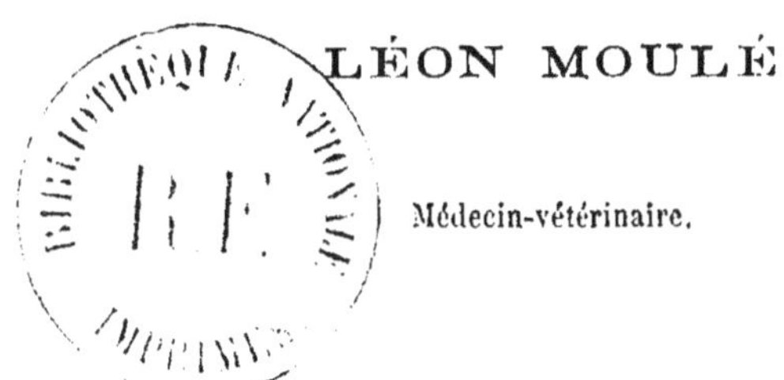

OBSERVATIONS TÉRATOLOGIQUES

Par M. Léon MOULÉ, médecin-vétérinaire.

A part l'important travail de M. Isid. Geoffroy Saint-Hilaire sur les anomalies de l'organisation chez l'homme et les animaux, et les différentes observations publiées dans les journaux vétérinaires ; on ne trouve aucun ouvrage complet sur les monstruosités si nombreuses qui existent chez nos animaux domestiques. Aussi avons-nous pensé que rien de ce qui était relatif à la tératologie animale ne devait rester ignoré, et, c'est pourquoi nous nous décidons à publier les observations que nous avons été à même de recueillir. Nous savons cependant de source certaine qu'un éminent anatomiste prépare en ce moment une œuvre magistrale sur la tératologie animale ; œuvre qui comblera une lacune vivement sentie en médecine vétérinaire et qui sera appelée à rendre de grands services à l'obstétrique. Mais, en attendant, que cet important travail fût mis au jour, nous avons crû de notre devoir de publier les observations suivantes.

Planche I.

Figure 1. — Pièce anatomique représentant une monstruosité appartenant, d'après le tableau tératologique de M. Isid. Geoffroy Saint-Hilaire, à la classe des monstres unitaires, à l'ordre des autosites et à la famille des Célosomiens.

Dans cette figure nous avons représenté un veau comme étant en position vertébro-sacrée, afin qu'on pût nettement distinguer l'anomalie des côtes et de la colonne vertébrale.

Figure 2. — Les quatre premières vertèbres lombaires placées de façon à laisser voir les apophyses épineuses et le canal rachidien. Echelle $\frac{1}{2}$

Figure 3. — Les quatre premières vertèbres lombaires vues par leurs parties inférieures et montrant la bizarre disposition des apophyses transverses. Echelle $\frac{1}{2}$

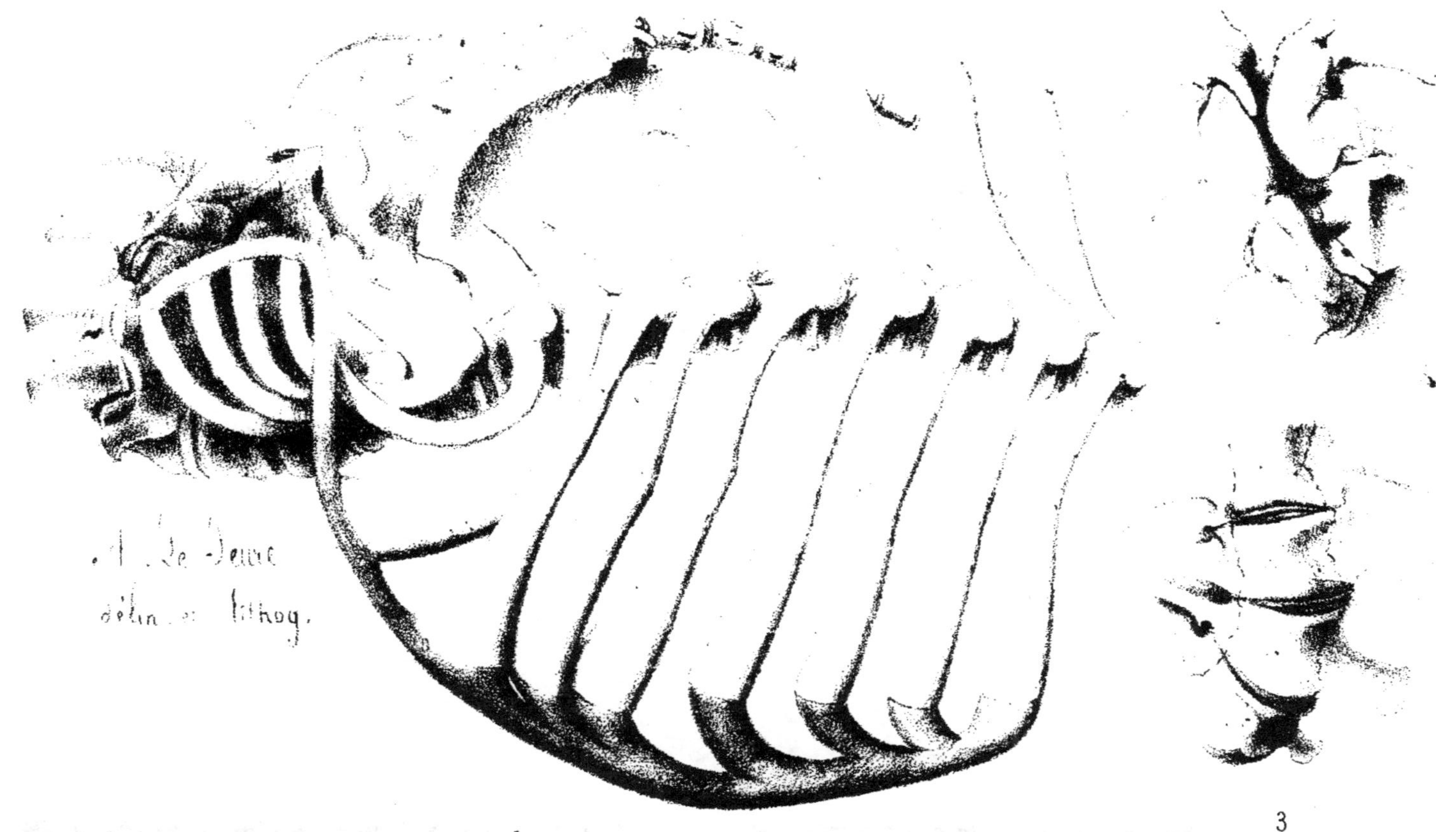

OBSERVATION Ire.

Le 18 juillet 1878 nous fûmes appelé à Glannes, chez
M. Turot, pour accoucher une vache qui, depuis le
matin faisait de violents efforts expulsifs. L'exploration
vaginale nous permit de constater que le fœtus était
dans une position telle, que le part naturel était devenu
impossible. En effet, on sentait à l'entrée du vagin les
membres antérieurs étendus, plus loin, au niveau du
genou, les membres postérieurs croisés par dessus les
antérieurs ; puis au-dessus, la tête ; à droite la croupe
et la queue. En présence d'une telle présentation, nous
nous trouvions assez embarrassés ; mais notre embar-
ras fut de courte durée. Pensant avoir affaire à une
présentation antéro-postérieure, et supposant le veau
dans la position d'un chien couché, les manœuvres obs-
tétricales nous étaient nettement indiquées. Fixer la
tête et les membres antérieurs avec des lacs, puis faire
faire des tractions par des aides, pendant que nous tâ-
cherions de repousser le train postérieur ; telles étaient
les seules ressources qui nous restaient pour tâcher
d'étendre le fœtus et le remettre ainsi en position na-
turelle. Mais grande fut notre stupéfaction, efforts,
tractions, repoussements, rien n'y fit ; et, le train postérieur s'obstina à suivre l'antérieur et à venir buter
contre les parois du bassin. Nous désespérions de la
venue du sujet, et nous nous préparions à pratiquer
l'embryotomie, quand, tout-à-coup, au moment d'une

traction plus puissante, un craquement se fit entendre et le veau subitement étendu fut amené au dehors.

Nous nous trouvions en présence d'une monstruosité assez rare de la famille des célosomiens ; monstruosité qui nous parut assez remarquable pour que nous tâchions d'en donner aussi exactement que possible la description. Comme nous venons de le dire, le fœtus était complètement étendu à sa sortie du bassin. Couché sur le côté droit, l'animal se trouvait placé en position normale jusqu'au niveau des vertèbres lombaires où existait une fracture. C'est par suite de cette fracture que la colonne vertébrale avait pu s'étendre et permettre ainsi l'expulsion du sujet. La partie postérieure se trouvait aussi allongée, mais dans le sens opposé au train antérieur ; de telle sorte que la partie dorsale devenue inférieure touchait à terre, tandis que l'abdomen et les membres postérieurs étaient dirigés en l'air.

Après avoir rapproché les parties fracturées, et remis le tout en place comme s'il n'existait plus aucune solution de continuité, nous eûmes le veau placé dans la position qu'il occupait dans le corps de la mère avant la rupture de la colonne vertébrale. C'est là que s'accuse plus nettement encore la bizarre conformation de ce monstre. En effet, la tige rachidienne au lieu de suivre sa direction normale, s'incurve, s'infléchit brusquement au niveau des vertèbres lombaires pour venir se replier sur le côté gauche du sujet ; de telle sorte que les membres postérieurs, la croupe, au lieu d'être dirigés en arrière, se trouvent dirigés en avant et viennent s'accoler à la tête du fœtus. Au milieu du ventre existait une ouverture assez large qui donnait passage à la masse intestinale. Au premier abord, nous crûmes cette plaie accidentelle ; mais, après un examen attentif, nous pûmes affirmer que cette ouverture existait en partie avant la rupture et que pendant la vie utérine, les intestins du fœtus flottaient librement dans le liquide que renferme le placenta. Les membres antérieurs et postérieurs étaient ankylosés et cette ankylose n'était due qu'à une rétraction tendineuse, car les tendons coupés, les articulations fléchissent librement.

Cette monstruosité nous parut assez curieuse pour être examinée plus attentivement, aussi nous sommes nous décidés à l'emporter pour en faire une description anatomique aussi détaillée que possible. Les exigences de la clientèle ne nous permirent pas de le faire de suite, et ce ne fut que quelques semaines après que nous pûmes sérieusement nous en occuper. Mais pendant tout ce temps, la pièce ayant macéré dans l'eau, il ne nous restait qu'à en donner une description ostéologique. C'est ce que nous avons essayé de faire, en la disséquant avec soin, pour en faire prendre le fidèle dessin que représente la planche I.

Description anatomique.

Les parties fracturées remises en place, la première chose qui frappe, c'est l'anomalie de la colonne vertébrale (Pl. 1, fig. 1). En effet la tige rachidienne au lieu de suivre sa direction normale prend pour ainsi dire la forme d'une S. Légèrement courbée dans les vertèbres dorsales, elle conserve cette forme jusqu'à la treizième et dernière. A partir de la première vertèbre lombaire, cette courbure s'accentue très-fortement, et décrit brusquement un demi-cercle pour s'infléchir de dehors en dedans, de façon à ce que ces vertèbres, le sacrum, le coccyx, les coxaux et les membres postérieurs soient dirigés en avant. Alors le plan inférieur des vertèbres lombaires et sacrées devient supérieur et réciproquement. Au niveau des apophyses épineuses des quatre premières vertèbres lombaires existe un ligament fibro-cartilagineux qui, après s'être implanté sur ces apophyses d'une façon toute particulière vient s'insérer sur les apophyses épineuses des douzième et treizième vertèbres dorsales. Bien que la colonne vertébrale ait pu avoir une certaine solidité sans ce ligament, il devait certainement avoir pour but d'augmenter la rigidité et la solidité de cette singulière conformation.

Les vertèbres dorsales au nombre de treize ne présentent aucune anomalie. Peut-être les apophyses épineuses des douze et treizième devaient-elles avoir une disposition toute particulière pour l'implantation du ligament dont nous avons parlé ; mais la rupture qui s'était produite lors du part, avait tellement détérioré cette partie, qu'il nous a été impossible de le constater.

Examinons donc maintenant les quatre premières vertèbres lombaires. Comme nous l'avons dit ci-dessus, c'est vers la première de ces vertèbres que s'accentue la courbure du rachis. Or, en raison de cette incurvation, au lieu d'être étendues horizontalement et aplaties de dessus en dessous, elles décrivent un arc de cercle très-prononcé et paraissent écrasées dans le sens transversal, ce qui donne à la vertèbre beaucoup plus de hauteur que de largeur (pl. 1, fig. 1).

Si on les examine séparément, on remarque que leurs apophyses transverses normalement conformées du côté interne, sont au contraire très-irrégulières du côté opposé (pl. 1, fig. 3).

Au lieu d'être allongées transversalement, elles sont inclinées obliquement ; et les trois premières viennent s'accoler l'une à l'autre, se souder même dans leur partie inférieure. et, de côté, avec les apophyses épineuses, avec lesquelles elles ne forment pour ainsi qu'un seul corps.

Quant aux apophyses épineuses, elles n'existent que nominalement, car elles sont réunies, soudées ensemble sous forme d'une protubérance osseuse, allongée, terminée par un rebord à pointe mousse qui servait de point d'insertion au ligament qui réunissait les vertèbres lombaires aux vertèbres dorsales (pl. 1, fig. 2). Ces apophyses réunies entre elles latéralement, ne forment cependant pas un seul et même corps. Séparée dans sa partie supérieure et médiane, cette protubérance osseuse se trouve divisée en deux parties distinctes par un intervalle, qui pourrait faire supposer qu'il y avait communication directe du canal rachidien avec l'extérieur. Mais cet intervalle se trouvait rempli par le ligament fibro-cartilagineux dont nous avons parlé !

Quant aux côtes au nombre de treize, elles sont en général plus larges, plus irrégulières, plus aplaties. Presque régulièrement conformées du côté gauche, elles offrent plusieurs irrégularités dignes de remarque du côté droit (pl. 1, fig. 1). A partir de la huitième, elles s'incurvent de plus en plus, diminuent de longueur et de largeur, pour suivre l'incurvation de la colonne vertébrale ; de sorte qu'à partir de la neuvième jusqu'à la treizième, elles sont pour ainsi dire courbées en arc. Inutile, du reste, de donner de plus longs détails sur cette singulière conformation ; le dessin que nous donnons, la représentant beaucoup mieux que nous ne pourrions l'expliquer.

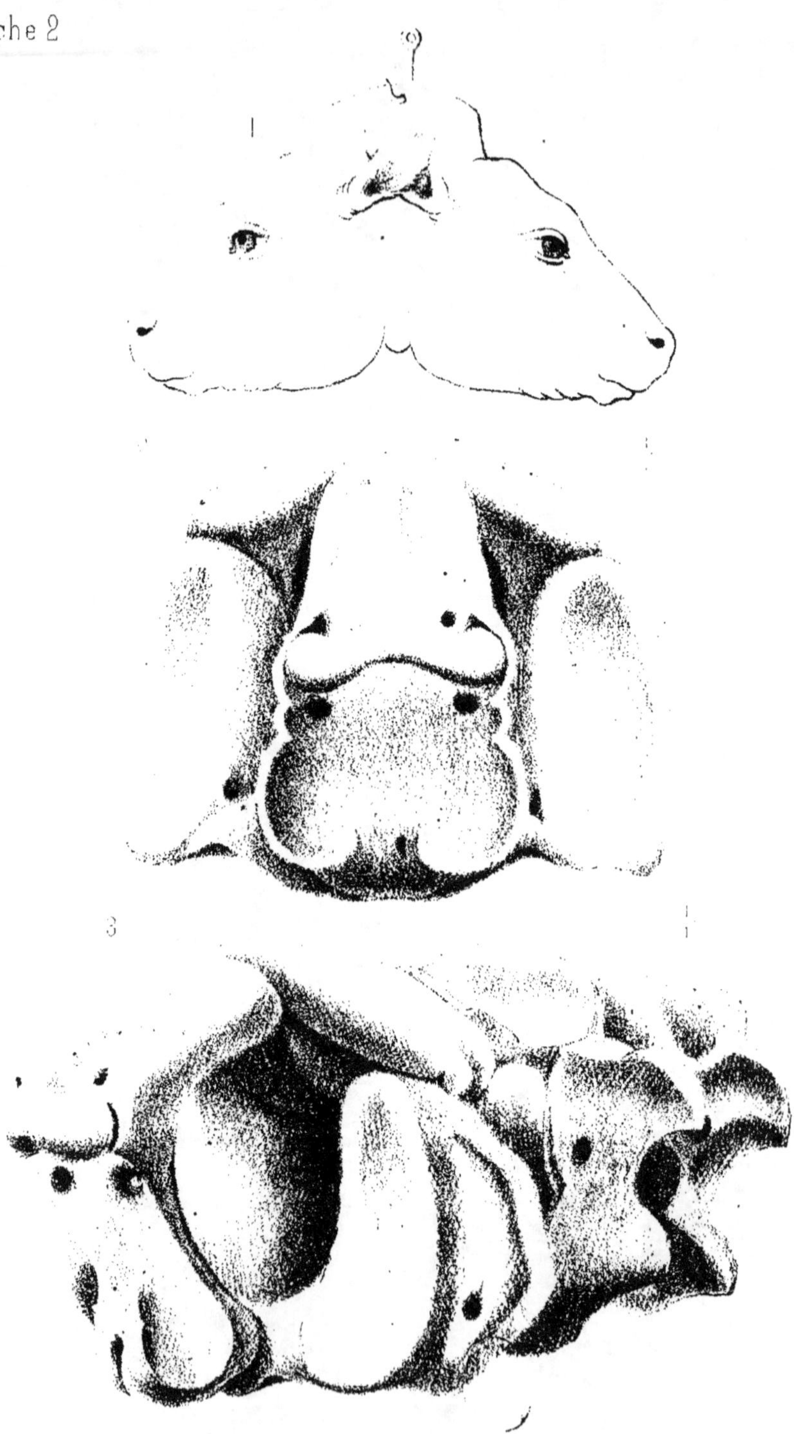

A. LE SEURE, DEL.

Planche II.

Figure 1ʳᵉ. — Monstruosité de la classe des monstres composés ; ordre des monstres doubles autositaires ; tribu 3 — famille des monosomiens ; classe des
allodymes. (Isidore Geoffroy Saint-Hilaire.)

Figure 2. — Atlas vue de face, ainsi que la protubérance osseuse placée en avant de cette vertèbre (1).

Figure 3. — L'atlas, l'axis et la troisième vertèbre
cervicale, vues de côté.

(1) Les figures 2 et 3 sont placées en sens inverse ; pour bien comprendre
le dessin, retourner la planche de façon à ce que la partie inférieure des vertèbres devienne supérieure et réciproquement.

OBSERVATION II.

Monstre Monosomien.

Bien que les monstres de la famille des monosomiens soient assez communs ; bien que de nombreuses observations fort complètes au point de vue anatomique et tératologique aient été publiées sur ce sujet ; nous n'hésitons cependant pas à donner une description succincte d'un veau bicéphale, trouvé à l'autopsie d'une vache appartenant à M. Regnault-Jacquin, de Soulanges (6 avril 1878).

Ce veau de grosseur ordinaire et normalement conformé quant au corps, ne présentait d'anomalie qu'à partir de l'atlas ; anomalie caractérisée par deux têtes indépendantes l'une de l'autre, et opposées presque à angle droit.

Examinées en particulier, elles étaient en tout point semblables à celle d'un veau ordinaire ; de sorte que, l'irrégularité n'existait réellement que dans la présence de ces deux têtes, mobiles chacune en particulier sur l'axe de fusion. Quant aux oreiles, du côté interne, elles se croisaient sur la ligne médiane ainsi que le représente la planche II, fig. 1.

Description anatomique.

Après avoir enlevé la peau avec soin, nous avons trouvé sur la ligne médiane un muscle pair, large, très-

épais, aplati d'un côté à l'autre et de forme quadrilatère. Ce muscle qui prenait son origine sur une protubérance osseuse située en avant de l'atlas, venait
s'insérer sur chacune des têtes au niveau de l'occipital ;
il avait pour but de permettre leur rapprochement tout
en s'opposant à leur trop brusque écartement. Ce muscle coupé, nous arrivons directement à l'articulation
atloïdo-occipitale et nous désarticulons deux têtes qui
une fois séparées pouvaient faire supposer qu'elles
provenaient de deux veaux distincts. La duplicité n'existait donc qu'à partir de l'atlas que nous allons examiner avec soin. Mais avant d'entreprendre cette description aussi aride que difficile, disons que la trachée,
l'œsophage et la moelle épinière, uniques jusqu'au niveau de la première vertèbre cervicale, se bifurquaient
à cet endroit pour suivre séparément leur trajet vers
chacune des têtes.

Description de l'atlas et de l'axis.

Ce qui frappe le plus dans la première vertèbre
cervicale, c'est une protubérance osseuse, qui, partant
de la partie supérieure de l'atlas, se termine à sa partie
inférieure, en décrivant en avant du canal rachidien un
arc de cercle irrégulier. Examinons donc séparément
cette singulière anomalie que nous ne trouvons décrite
nulle part, et pour faciliter la description, reconnaissons lui deux extrémités, deux faces et deux bords
(planche II, fig. 2 et 3).

L'extrémité supérieure en voie d'ossification, unie à la partie supérieure de l'atlas par du tissu cartilagineux, se termine par une tubérosité qui remplace la surface chagrinée que l'on trouve à la place de l'apophyse épineuse dans la première vertèbre cervicale.

L'extrémité inférieure unie au corps de la vertèbre comme ci-dessus, est arrondie.

La face interne placée directement en regard du canal rachidien, est lisse, irrégulièrement concave dans toute son étendue et percée de trois trous.

La face externe se trouve divisée en deux parties pour ainsi dire coudées à angle droit ; une partie supérieur et une inférieure.

La partie supérieure qui fait suite à la tubérosité dont nous avons parlé, est horizontale, large, aplatie et percée de deux trous qui sont la continuation de ceux que nous avons décrits à la face interne. Ces trous ou foramens correspondent avec ceux qui sont placés dans les apophyses transverses.

La partie inférieure, presque verticale, déborde la partie supérieure par deux tubérosités, séparées l'une de l'autre par une concavité médiane. Cette partie est divisée longitudinalement par une crête qui limite deux excavations profondes placées de chaque côté. Au-dessous de chaque tubérosité, est un trou ou scissure qui n'est que la prolongation des trous ou foramens dont nous avons déjà parlé.

Bords. Quant aux bords, recouverts d'une couche épaisse de cartilage, ils présentaient à l'état frais, une surface articulaire destinée à recevoir les condyles internes de l'occipital.

L'atlas présente aussi plusieurs particulités dignes de fixer l'attention.

Sa face intra-rachidienne ou supérieure relativement assez large, légèrement concave, est dépourvue de l'excavation destinée à recevoir l'apophyse odontoïde de l'axis.

Sa face inférieure est plane ou très-légèrement convexe et ne présente dans son milieu ni crète, ni tubérosité.

Ses surfaces articulaires au lieu d'être fortement concaves et inclinées du côté du canal rachidien, sont au contraire verticales, planes et plutôt légèrement inclinées du côté externe. Ces facettes sont destinées à recevoir les condyles externes de l'occipital.

Quant à l'axis, il est dépourvu de l'apophyse odontoïde.

L. MOULÉ,

Médecin-vétérinaire.

Vitry-le-François, juin 1879.

Vitry-le-François, Typ. PESSEZ et Cie.

www.ingramcontent.com/pod-product-compliance
Lightning Source LLC
LaVergne TN
LVHW011504170726
843501LV00009B/3591